ÉPURATION DES EAUX DE LA SORGUE

RAPPORT

PRÉSENTÉ

PAR M. LE Dr ALFRED PAMARD

AU CONSEIL D'HYGIÈNE PUBLIQUE & DE SALUBRITÉ DE VAUCLUSE

dans la Séance du 16 août 1872

AVIGNON
IMPRIMERIE ADMINISTRATIVE DE GROS FRÈRES
Rue Géline, n°s 3 et 5.

1872

ÉPURATION DES EAUX DE LA SORGUE

RAPPORT DE M. LE DR A. PAMARD

MESSIEURS,

La question d'épuration des eaux de la Sorgue, infectées par les usines placées sur son cours et qui y écoulent leurs déjections, fait l'objet des travaux du Conseil depuis déjà cinq ans, et je crois nécessaire de vous faire un historique complet des diverses phases par lesquelles elle a passé.

Dans la réunion du 5 juillet 1867, nous étions saisis d'une réclamation du Maire de Vedènes contre les usiniers, qui déversent les résidus de leurs fabriques dans les eaux de la Sorgue ; l'étude de cette réclamation était confiée à une Commission composée de MM. Couren, Fabre et Pernod. Dans la séance du 27 février 1868, le Conseil réorganisait cette Commission, qui se trouvait ainsi constituée : MM. Couren, Lauriol, Monier, Pernod et Verdet. Le 29 mai 1868, la Commission communiquait au Conseil le résultat de ses travaux par l'organe de M. Pernod, son rapporteur. Je vous demande la permission de vous donner lecture de la partie de ce travail, où se trouvent étudiées les causes d'infection des eaux de la Sorgue et un moyen d'y remédier :

« Dans les fabriques établies sur le Canal de Vaucluse, on prépare la garancine en délayant la garance en poudre dans huit à dix fois son poids d'eau.

» Ce lavage qui a pour but de dissoudre le principe sucré, s'effectue dans de grands cuviers recouverts à l'intérieur d'une chemise en laine servant de filtre. Un robinet placé au fond du cuvier permet l'écoulement du liquide, après une macération de quelques heures on laisse écouler le liquide qui est utilisé à la fabrication de l'alcool.

» La matière pâteuse restée sur le filtre est ensuite traitée dans de grandes cuves en bois, par l'acide sulfurique ou chlorhydrique à la température de l'ébullition. On emploie, pour 100 kil. de garance, 30 kilog. d'acide sulfurique à 66° B ou 45 kilog. d'acide chlorhydrique.

» Après quelques heures d'ébullition, on jette la matière dans de grands cuviers ou bassins garnis intérieurement d'un filtre en laine et à demi remplis d'eau froide. On laisse écouler le liquide et on verse sur les filtres de nouvelles quantités d'eau froide pour débarrasser la garancine de l'acide employé pour sa préparation. On reconnaît que cette opération est terminée à la coloration rouge que contracte l'eau de lavage. La garancine est ensuite soumise à l'action de la presse, séchée et réduite en poudre.

» Toutes les eaux de lavage, provenant des divers traitements de la garancine, sont successivement dirigées dans le Canal de Vaucluse. Les eaux de ce canal limpides, jusqu'au point où elles reçoivent les écoulements des fabriques de garancine, sont tout-à-coup troublées par la présence d'une matière floconneuse très abondante. Cette matière dont nous avons recueilli près d'Avignon une certaine quantité, à l'aide d'un tamis placé dans le courant de l'eau, est de couleur brun rougeâtre et d'aspect gélatineux ; abandonnée à elle-même à la température ordinaire, elle ne tarde pas à se décomposer et à répandre une odeur infecte, analogue à celle que fournissent les matières animales en état de décomposition.

» Les eaux acides provenant des fabriques de garancine, prises à leur sortie de l'usine, sont de couleur jaune clair, transparentes et fortement acides ; mélangées à une quantité d'eau de chaux, suffisante pour neutraliser la totalité des acides qu'elles renferment, elles ne tardent pas à se troubler et à donner naissance à un précipité de nature flaconneuse et de couleur rougeâtre, analogue à celui observé dans les eaux de Vaucluse.

» Le liquide surnageant, séparé par la décantation, n'est pas troublé par l'addition d'une nouvelle quantité d'eau de chaux.

» Les vinasses provenant des distilleries des fabriques de garancine, sont aussi susceptibles de former avec l'eau de chaux un composé insoluble semblable à celui fourni par les eaux acides.

» Nous avons recueilli, dans un cuvier en bois, 100 litres d'eau acide de force moyenne, provenant des lavages de la garancine fabriquée avec l'acide chlorhydrique. Cette quantité d'eau, ayant été additionnée de 500 grammes d'hydrate de chaux, il s'est manifesté immédiatement un précipité abondant de couleur rouge-brunâtre, analogue à celui observé dans l'eau du Canal de Vaucluse.

» Après deux heures de repos, le précipité était entièrement ramassé au fond du cuvier, et le liquide surnageant, additionné d'eau de chaux, ne manifestait aucun trouble apparent.

» De ces expériences et observations il résulte :

» 1° Que le composé floconneux qui souille les eaux du Canal de Vaucluse est le résultat de la combinaison des matières contenues dans les eaux d'écoulement des fabriques de garancine, avec le carbonate calcaire que renferme l'eau de Vaucluse.

» 2° Qu'il serait possible, moyennant une dépense relativement peu importante, de recueillir les eaux d'écoulement des fabriques de garancine dans de grands réservoirs pratiqués dans le sol, de neutraliser ces eaux par une quantité suffisante d'hydrate de chaux (1) (5 kilog. pour mille litres), de laisser par un repos de quelques heures effectuer le dépôt calcaire ainsi obtenu, et décanter ensuite le liquide surnageant, qui pourrait alors sans inconvénient être dirigé dans le Canal de Vaucluse.

» 3° Qu'il serait possible d'utiliser pour l'agriculture l'énorme quantité d'engrais qui serait obtenu par ce moyen. »

Le Conseil adopta les conclusions de sa Commission, en ce qui concerne l'altération des eaux de la Sorgue et reconnut la nécessité d'y remédier. Il vota des éloges au travail de M. Pernod, et décida que des études seraient poursuivies, à l'effet de constater, si les moyens indiqués dans le rapport étaient d'une application pratique.

Sur la demande de la Commission, le Conseil décida qu'elle pourrait demander pour ces nouvelles opérations le concours de

(1) Cet hydrate est obtenu en arrosant la chaux vive avec une petite quantité d'eau, de manière à obtenir la chaux à l'état pulvérulent ; il ne renferme qu'une très petite quantité d'eau : 5 °/₀ environ.

quelques-uns des principaux fabricants de garancine ou de produits chimiques.

MM. Escoffier (Victor), Granier (Frédéric), Ollivier (Jules), Palun (Adrien), Thomas (Charles), furent proposés et adoptés.

Les résultats des travaux de cette Commission furent communiqués au Conseil dans sa réunion du 22 février 1869, et je ne vous cacherai pas, quel a été mon étonnement, en constatant qu'il n'en existait aucune trace dans le registre de nos délibérations. Aussi je crois nécessaire de vous donner communication du rapport, qui fut fait par M. Pernod à cette occasion, et que j'ai heureusement retrouvé dans le dossier :

« Messieurs,

» La Commission que vous avez nommée pour examiner, de concert avec MM. Escoffier, Granier, Olivier, Palun et Thomas, le procédé d'épuration des eaux, provenant des lavages de la garance dans la fabrication de la garancine, s'est réunie trois fois à divers intervalles à l'hôtel de la Préfecture, sous la présidence de M. le Préfet ou celle de M. Yvaren, vice-président du Conseil d'hygiène.

» J'ai eu l'honneur de présenter à cette Commission le rapport suivant, dont je dois aussi donner connaissance au Conseil :

« Dans une note que j'ai eu l'honneur de présenter au Conseil d'hygiène et de salubrité le 28 mai dernier, je communiquais les résultats des expériences que j'avais faites, dans le but de déterminer l'origine et la nature de la matière floconneuse, qui souille les eaux du Canal de Vaucluse, depuis l'établissement des fabriques de garancine sur ce canal. Après avoir démontré que cette matière est un composé calcaire, qui résulte de la combinaison des substances tenues en dissolution dans les eaux de lavage des fabriques de garancine, avec la chaux que renferme à l'état de bi-carbonate l'eau de Vaucluse, j'indiquais un moyen facile de recueillir ce produit, pour utiliser ses propriétés fertilisantes à l'agriculture.

» Ces expériences, qui avaient été faites avec beaucoup de soin, n'étaient cependant que le résultat d'essais pratiqués sur de petites quantités d'eau, et pouvaient par cela même présenter, dans leur application sur une grande échelle, certaines difficultés pratiques. C'est pourquoi nous avons voulu réaliser à notre fabrique du

Pontet l'application industrielle de notre procédé d'épuration des eaux de lavage de la garancine. A cet effet, nous avons établi dans le sol, à côté l'un de l'autre, deux bassins en briques de neuf mètres de longueur, sur quatre mètres de largeur et un mètre dix centimètres de hauteur. Ces bassins disposés de façon à recevoir les eaux de lavage de la fabrique sont munis de robinets placés à une distance de 0. 30 centimètres du fond.

» Toutes les eaux de lavage sont dirigées alternativement dans ces bassins, où elles sont neutralisées par une quantité d'hydrate de chaux suffisante pour leur entière saturation ; ce qu'il est facile de reconnaître à la coloration rouge qu'elles contractent, et à la formation d'un précipité rouge vineux très-abondant.

» Chacun de ces réservoirs d'une contenance totale de 39,600 litres est plus que suffisant pour contenir le volume d'eau que fournit notre fabrique, dans l'espace de trois heures (30,000 litres.) Cette quantité est un peu moins considérable la nuit.

» Lorsque l'un des bassins a reçu la proportion d'hydrate de chaux nécessaire à sa neutralisation, on abandonne la masse au repos. Pendant ce temps on fait arriver l'eau acide dans le deuxième bassin.

» Après deux heures de repos, le précipité formé par la chaux dans le premier réservoir est entièrement déposé, et l'eau qui surnage quoique colorée en jaune-rougeâtre faible, n'est plus susceptible de fournir par son mélange avec l'eau de Vaucluse la matière floconneuse qui trouble la limpidité de cette eau sur les points occupés par les fabriques de garancine. On peut donc sans inconvénients, la rejeter dans les cours d'eau.

» Cette opération s'effectue en ouvrant les robinets placés à trente centimètres au-dessus du fond du bassin.

» Lorsque le deuxième réservoir est entièrement rempli et additionné de la quantité de chaux nécesaire à sa saturation, on le laisse déposer comme le précédent. Pendant ce temps, on recommence une autre opération dans le premier bassin, et ainsi de suite pour les autres opérations, jusqu'à ce que le dépôt calcaire ait atteint dans les réservoirs la hauteur des robinets de décantation.

» Le dépôt est ensuite retiré à l'aide d'une pompe, pour être recueilli sur un filtre en toile, où il s'égoutte d'une manière complète. Ce produit qui renferme une grande quantité de sulfate, de pectate et d'oxalate de chaux, se présente sous forme de matière pâteuse, de couleur marron ; cette coloration est due à la présence d'une certaine proportion d'alizarine combinée à la chaux. — La présence de la matière colorante dans ce dépôt nous a déterminé à rechercher les moyens qui peuvent être employés pour retirer cette précieuse matière tinctoriale.

» Nous pratiquons aujourd'hui industriellement cette extraction, tout en conservant pour l'agriculture l'énorme quantité de matière fertilisante jusqu'à ce jour entièrement perdue.

» Il résulte de nos propres essais, pratiqués en petit dans notre jardin potager, que cette matière jouit de propriétés fertilisantes bien caractérisées.

» Nous avons lieu de croire que, spécialisé à la culture de la garance, cet engrais donnera des résultats plus avantageux encore, en ce qu'il rendra à la terre une portion des éléments que cette racine lui enlève.

» Nous avons pu nous assurer que ce résidu dont nous avons à dessein laissé accumuler une grande quantité dans nos magasins, ne présente pas d'incommodité sérieuse par son odeur.

» Quatre mille kilogrammes de garance en poudre sont traités journellement dans notre usine, par mille kilogrammes d'acide sulfurique à 50 degrés, et mille kilogrammes d'acide chlorhydrique.

« La quantité de chaux nécessaire pour saturer la totalité des eaux de lavage résultant de ce traitement (210,000 litres) est de 700 kilogrammes.

» Dans le département de Vaucluse on prépare la garancine en traitant la garance par l'acide sulfurique ou par l'acide chlorhydrique ; l'emploi de ce dernier acide étant limité à un très-petit nombre de fabriques, 1/10 environ, nous avons donc à nous occuper plus particulièrement des eaux de lavage résultant du traitement de la garance par l'acide sulfurique.

» La quantité d'acide sulfurique à 66 degrés ou son équivalent à un degré inférieur nécessaire pour transformer en garancine 4,000 kilog. de garance est de 1,200 kilog. L'équivalent de l'acide sulfurique à 66° étant de 613, 64 et celui de la chaux 356, 03, il s'en suit que, pour neutraliser 1,200 kilog. d'acide sulfurique à 66°, il faut employer 696 kilog. de chaux. Ces chiffres, purement théoriques, correspondent assez exactement avec les résultats obtenus dans la pratique.

» Les eaux, provenant des lavages de la garance traitée par l'acide sulfurique, contiennent, en outre des matières organiques, une grande quantité de sulfate de chaux dissous dans l'excès d'acide sulfurique qu'elles renferment.

» On sait que le sulfate de chaux qui n'est, à l'état neutre, soluble que dans 500 fois son poids d'eau, est au contraire très-soluble dans l'eau chargée d'acide sulfurique ; c'est pourquoi les eaux de lavage, qui n'ont point été neutralisées par la chaux avant d'être rejetées dans les canaux, contiennent en dissolution une quantité de sulfate de chaux qui est de beaucoup supérieure à celle qui existe dans les eaux préalablement neutralisées par la chaux, dont l'action consiste à précipiter les produits pectiques de la garance et à ramener le sulfate acide de chaux à l'état de sulfate neutre presque insoluble.

» Après leur épuration, les eaux de lavage ne renferment plus que deux millièmes de leur poids de sulfate de chaux, quantité insignifiante, puisque l'eau des puits de Paris contient la même proportion.

» La Commission s'est successivement rendue au Pontet, à l'usine de M. Poncet, et à Sorgues, dans celle de MM. Roux et Méra.

» Dans ces deux fabriques, la Commission a trouvé des bassins établis et fonctionnant d'après les indications données par M. Pernod. Pour s'assurer des résultats obtenus, la Commission a pris dans un verre à expériences une certaine quantité de l'eau provenant du lavage de la garancine, avant son épuration ; elle l'a additionnée d'une quantité d'ammoniaque suffisante pour neutraliser l'acide qu'elle renferme ; il s'est manifesté immédiatement un précipité floconneux très-abondant. La même expérience, faite sur l'eau sortant des bassins d'épuration, n'a plus donné de précipité ; cette eau a seulement conservé une légère coloration jaunâtre sans saveur caractérisée.

» Elle s'est ensuite réunie le 16 février 1869 à la préfecture, sous la présidence de M. le Préfet. Pour rapporter fidèlement l'avis émis par la Commission dans cette séance, j'ai cru devoir me borner à reproduire ici textuellement les questions, qui lui ont été soumises par M. le Président, ainsi que les réponses qu'elle y a faites.

» 1° *Le procédé de M. Pernod est-il efficace ?*

» La Commission déclare que ce procédé lui paraît efficace.

» 2° *Est-il d'une application facile ?*

» La Commission le trouve très-praticable.

» 3° *Sa mise en pratique est-elle, pour le fabricant, lucrative ou dispendieuse ? Dans ce dernier cas, quelle peut être l'importance moyenne de la dépense ?*

» En admettant qu'il n'y eût point de bénéfice à retirer, et qu'il y eût une dépense à supporter, la Commission pense que cette dépense ne serait pas telle, qu'elle dût faire renoncer l'autorité à prescrire l'épuration des eaux de lavage.

4° *Les résultats de ce procédé présentent-ils des inconvénients ? Ces inconvénients sont-ils moindres que ceux qu'il a pour but de prévenir ? Par exemple, la chaux, que ce procédé laisse en dissolution dans l'eau, y reste-t-elle en quantité suffisante, pour altérer le courant des ruisseaux au point qu'il y ait danger pour la salubrité publique à s'en servir, ou impossibilité de l'utiliser, notamment pour la teinture ?*

» Non, la Commission considère ces inconvénients, s'il en subsiste, comme infiniment moindres que ceux qu'il s'agit de détruire.

» Tel est, Messieurs, le résumé des travaux de la Commission. Il appartient maintenant au Conseil d'hygiène de déclarer, si les expériences dont il vient d'être rendu compte sont concluantes, et de se prononcer sur la valeur des moyens proposés, pour épurer les eaux qui ont été souillées par le lavage de la garance. »

Après avoir entendu ce rapport, le Conseil d'hygiène, adoptant les conclusions de sa Commission, desquelles il résulte que le procédé d'épuration des eaux de lavage de la garancine a donné, dans deux usines où il a été expérimenté, des résultats pratiques et satisfaisants ;

Emet l'avis, qu'il y a lieu de prescrire aux fabricants de garancine d'épurer les eaux de lavage de la garance, avant de les déverser sur la voie publique, ou dans les rivières et cours d'eau de toute nature.

Deux jours après, le 24 février, M. le Préfet de Vaucluse prenait un arrêté, visant cette délibération, par lequel « il est interdit aux

» fabricants de garancine et de tous autres dérivés de la garance » de rejeter sur la voie publique ou de déverser dans les rivières, » canaux et cours d'eau de toute nature les eaux provenant des » lavages de la garance, sans les avoir préalablement purgées des » matières entraînées par ces lavages. »

Il semblait que tout devait être terminé, puisqu'on avait pris le soin de consulter MM. les industriels, et que l'arrêté était conforme aux conclusions, auxquelles les principaux d'entr'eux avaient adhéré. Néanmoins le 21 juin, ils adressaient à M. le Préfet une pétition par laquelle ils lui demandaient de surseoir à l'exécution de son arrêté, afin de pouvoir demander à M. Chancel, professeur de chimie et doyen de la Faculté des sciences de Montpellier, aidé de MM. Tourre, Auguste Palun et Rieu fils, la solution des questions suivantes, que je vous cite textuellement, afin que vous puissiez apprécier de quelle façon, il y a été répondu :

« 1° Si le déversement desdites eaux de lavage dans les rivières, » canaux et divers cours d'eau, est une cause d'insalubrité pu- » blique.

» Si les eaux prises en aval des fabriques de garancine sont » moins propres aux usages domestiques, industriels et agricoles » que celles prises en amont.

» Si notamment les eaux du Canal de Vaucluse prises à l'entrée » de la ville d'Avignon sont nuisibles à la santé publique.

» Enfin dans le cas, où il serait reconnu que ces eaux ont subi » une altération qui les rend impropres aux usages auxquels elles » sont destinées, quelle est la part d'altération qui incombe aux » fabricants de garancines, et celle qui doit être attribuée aux » autres industriels, tels que fabricants de papiers, tanneurs, » filateurs de cocons, foulons, teinturiers, etc.

» 2° Si, par le procédé indiqué à la suite de l'arrêté de M. le » Préfet, on peut atteindre le but proposé, ou si, au contraire, ce » procédé ne présenterait pas dans son application des inconvé- » nients encore plus grands, que ceux auxquels on a voulu remé- » dier.

» 3° S'il y aurait tout autre moyen pratique d'épurer les eaux » de lavage des garancines de manière à satisfaire aux prescrip- » tions du susdit arrêté, et si l'on pourrait à la fois épurer et » utiliser lesdites eaux.

« Les mêmes recherches devront être faites sur les eaux prove-
» nant des distilleries de garances dites *Vinasses,* quoiqu'elles
» n'aient pas été mentionnées dans l'arrêté précité. »

Le rapport de M. Chancel devait se faire attendre longtemps : les douloureuses épreuves qu'a eu à traverser le pays n'étaient sans doute pas étrangères à ce long retard ; enfin il arrive, et il est communiqué au Conseil d'hygiène dans sa séance du 13 décembre dernier.

Vous n'avez sans doute pas oublié, Messieurs, avec quelle impatience on attendait cette lecture : chacun de nous connaissait le savant professeur de chimie de Montpellier, et nous comptions trouver dans ce rapport des faits nouveaux ou tout au moins quelques données pour la solution du problème, que nous poursuivons depuis si longtemps. Notre attente ne fut-elle point déçue? M. Chancel nous dit que les quantités d'acide versées dans la Sorgue sont rapidement neutralisées : M. Pernod nous l'avait dit déjà depuis longtemps ; et, c'est là même le nœud de la question, puisque c'est précisément alors que les eaux cessent d'être acides, que les précipités organiques floconneux apparaissent dans les eaux qui, devenues neutres, ne peuvent les maintenir dissous.

M. Chancel nous apprend aussi que l'eau recueillie à l'entrée de la ville, « se trouble quand on la conserve, et répand une odeur hépatique » ; nous ne l'ignorions pas, mais nous avons été heureux de voir l'insalubrité de cette eau constatée par un de nos maîtres en chimie, et nous en prenons bonne note.

La 2e conclusion de ce rapport mérite d'être rappelée :

« Les matières organiques qui proviennent, non seulement des
» usines de garancines, mais aussi des papeteries, des filatures de
» soie, des foulons, et dans l'intérieur de la ville, des teintureries,
» empêchent ces eaux d'être potables. A l'époque des basses eaux,
» ces matières peuvent même avoir pour effet de communiquer à
» l'eau une odeur sulfhydrique, mais, à ma connaissance, rien
» n'établit qu'elles soient une cause d'insalubrité publique. »

Ainsi, vous le voyez, voilà M. Chancel lui-même qui déclare que ces eaux peuvent devenir une source d'acide sulfhydrique, et comme mieux que personne il connaît les influences délétères de ce gaz et des phénomènes de décomposition organique qui l'accompagnent, il ajoute que, *à sa connaissance, rien n'établit qu'elles soient une cause d'insalubrité publique.* C'est là, si je ne m'abuse, ce que j'appellerai une façon de se dérober ; car la phrase de M. Chancel semble dire ceci : Oui ces eaux engendrent un agent délétère, mais je n'ai pas encore appris que cet agent ait empoisonné personne. Enfin, cette conclusion incrimine, ainsi que lui en avait donné l'exemple la pétition du 21 juin 1869, d'autres industriels, et cela sans aucune preuve énoncée dans le corps du rapport.

Dans la troisième conclusion, M. Chancel affirme que « les » eaux prises en aval des fabriques de garancine conviennent tout » aussi bien aux usages industriels et agricoles, que celles prises » en amont. » Admettons-le, quoiqu'il ait oublié de préparer cette conclusion par des considérations émises dans le cours du travail ; mais pourquoi oublie-t-il de parler des usages domestiques, quoique la question lui eut été posée par les pétitionnaires ?

Enfin, la quatrième conclusion qui arrive toute aussi inattendue que les autres, dit que « le traitement des eaux de lavage des » garancines et des vinasses par l'hydrate de chaux, ne paraît » pas atteindre le but que s'est proposé M. Pernod. » C'est là une affirmation, mais nous avons vainement cherché les bases sur lesquelles elle était assise.

La lecture de ce travail ne pouvait contenter personne et amener aucune conclusion ; aussi le Conseil réorganisa la Commission, dans cette même séance du 13 décembre 1871, en éliminant ceux de ses membres qui n'en faisaient partie que platoniquement, et en lui adjoignant MM. les Ingénieurs, dont les connaissances spéciales pouvaient plus qu'en aucun cas, devenir nécessaires. Elle se trouva ainsi définitivement composée de MM. Carre fils, Couren, Hardy, Lachat, Luneau, Monier, Pamard, Pernod, Verdet.

La Commission se mit immédiatement à l'œuvre : elle se transporta à l'usine de M. Pernod, et put voir fonctionner le système d'épuration par l'hydrate de chaux : elle put constater, qu'en présence de la chaux, on voyait immédiatement apparaître dans les eaux de lavage, les flocons caractéristiques, que ceux-ci se déposaient rapidement, et qu'à leur sortie des bassins de décantation, l'eau devenue moins colorée, non seulement ne contenait plus de flocons, mais encore qu'il était impossible d'en faire naître en y ajoutant de l'ammoniaque.

Ce procédé qu'avait adopté votre première Commisssion, ne pouvait parvenir à réunir tous les suffrages, ni à vaincre certaines répugnances, quand M. Hardy, s'emparant d'une idée émise par le regretté M. Dupont-Delporte, alors Préfet, et qui portait le plus vif intérêt à la solution de la question, proposa un moyen radical, qui consistait à recueillir les diverses eaux de lavage, s'écoulant des usines, fabriques de garancine ou papeteries, dans un canal qui les conduirait, soit directement dans le Rhône, soit dans des bassins d'épuration, si l'on pensait que les matières extraites de ces eaux pouvaient être utilisées au point de vue industriel ou agricole. Le Syndicat du Canal de Vaucluse vota une somme de 400 francs pour subvenir aux frais des études nécessaires ; et, dans la réunion du 6 juillet dernier, M. Hardy présentait à la Commission le projet qui se trouve annexé au dossier. Pour vous mettre à même de le juger en toute connaissance de cause, je crois nécessaire de mettre sous vos yeux, les parties principales de cet important travail.

« Pour prendre le mal à son origine, en ce qui concerne la fabrication de la garancine, il faut remonter jusqu'au Thor, où est établie la première fabrique de garancine en partant de la source. C'est de là que partirait le canal en question ; son action devra être complétée par l'obligation à imposer à tous les usiniers d'amont, rejetant dans la Sorgue des matières chimiques nuisibles, de les neutraliser par un traitement sur place.

» Le canal partirait donc de l'usine Ste-Marie au Thor, en face les bassins d'épuration, passerait non loin de la papeterie de Longchamp en suivant un chemin de desserte, franchirait la Sorgue à 160 mètres en aval du barrage du Prévôt et le canal de Vaucluse à 390 mètres plus loin et viendrait retrouver les chemins des Taillades et de la Galère à la Sacristie, qu'il suivrait sur une longueur ensemble d'un kilomètre environ, en passant devant les papeteries du Moulin-Rouge, de la Galère et du Moulin-Neuf et la fabrique de garancine de la Sacristie. De là, il gagnerait en suivant des limites de propriétés et des chemins de desserte, la route départementale n° 16 qu'il traverserait du côté de St-Saturnin, près le pont sur le Canal de Vaucluse ; il traverserait ce même canal à 1200 mètres plus bas et se maintiendrait sur la rive droite jusqu'au moulin de Vedènes, après avoir passé près et à l'est de l'importante papeterie de Gromelle. Il gagnerait Eyguilles, en suivant toujours des limites de propriétés et viendrait traverser le canal de Vaucluse (branche de Sorgues) à 100 mètres environ au-dessous d'Eyguilles ; 200 mètres plus loin, il rejoindrait le long de la route départementale n° 2, la berge droite du canal de Vaucluse (branche d'Avignon), qu'il suivrait jusqu'à la martellière de Guerre. Arrivé à ce point, il traverserait la route départementale n° 2 qu'il suivrait parallèlement, du côté nord-ouest, à la limite des cultures, jusqu'au Paradou en passant devant Beauport, et par-dessus le canal Crillon. Immédiatement après le mur de clôture de l'usine du Paradou, il traverserait la route départementale n° 2 et se dirigerait à travers les propriétés de M. Thomas, en suivant toujours des allées, jusqu'au chemin de Vedènes, sur une longueur de 1565 mètres. Du chemin de Vedènes, il continuerait à suivre la rive droite du canal de Vaucluse, en se maintenant à la limite des propriétés, jusqu'à l'usine du Pont des deux eaux, après avoir franchi la roubine de Cassagne et passé près et à l'ouest de l'usine de Réal-Panier, où il traverserait la route nationale n° 100. L'usine du Pont des deux eaux est la dernière fabrique de garancine dont le canal aurait à recevoir les eaux, il serait prolongé 1266 mètres plus loin, jusqu'à la roubine des Fontaines où il se terminerait.

» Avant d'atteindre la roubine des Fontaines, le canal se trouverait presqu'à fleur du sol, sur une longueur de quatre à cinq cents mètres. C'est dans cette partie que pourraient être traitées en grand, dans une succession de bassins, les eaux de fabrication, pour en extraire les matières ayant une valeur commerciale. Les eaux débarrassées de ces matières pourraient alors être jetées, sans aucun inconvénient, dans la roubine des Fontaines qui les conduirait directement au Rhône.

» Les pentes du canal sont indiquées au profil en long, elles varient de 0 m. 00064 à 0 m. 004 par mètre. La section en travers est un trapèze à côtés inclinés à un de base pour trois de hauteur ; les dimensions en hauteur et largeur varient naturellement avec les pentes et les débits auxquels le canal doit pourvoir ; elles ont été calculées de manière à donner écoulement libre, c'est-à-dire l'eau restant toujours au-dessous de la dalle, aux débits actuels des eaux de fabrication augmentés d'un tiers. En tablant sur ces débits, les vitesses de l'eau dans le canal varient de 0 m. 1548 à 0 m. 5490 par seconde. La série des calculs relatifs à la détermination des sections et des vitesses est indiquée au tableau n° 12.

» Le canal doit être couvert sur tout son parcours jusqu'à quelques centaines de mètres avant d'arriver à la roubine des Fontaines, où les eaux seront traitées à la chaux, pour en extraire les matières dont il sera possible de tirer parti. Si on ne croyait pas qu'il y eut avantage à faire ce traitement, le canal devrait être prolongé jusqu'au Rhône, c'est-à-dire sur une longueur de 1400 mètres environ, ce qui, à raison de 18 fr. 00 le mètre courant, occasionnerait un surcroit de dépenses de 25,200 fr.

» Le radier et les piédroits du canal sont projetés en béton de chaux blutée du Theil. Ils seraient protégés par un enduit formé d'une première couche de mortier de chaux du Theil non lissé de 0 m. 01 d'épaisseur, et d'une seconde couche de bitume de 0 m. 02 d'épaisseur. Afin d'assurer l'adhérence de cette matière sur les parois inclinées à 1 de base pour 3 de hauteur, il conviendrait de canceler le premier enduit de mortier de chaux en queue d'aronde, au moyen d'une raclette à dent de cette forme. Nous avons visité beaucoup de canaux d'usines à garancine, nous avons pris de nombreuses informations et nous sommes arrivé à cette conclusion que le bitume est la seule matière qui puisse être employée, économiquement, en toute sécurité, pour contenir des eaux chargées d'acides sulfurique et chlorhydique.

La dépense, qu'occasionnerait l'établissement du canal dans les conditions projetées, s'élèverait à 300,000 fr., ainsi qu'il résulte du détail estimatif ci-après :

(Suit le tableau.)

NATURE DES OUVRAGES.	QUANTITÉS.	PRIX DE L'UNITÉ.	DÉPENSES PAR ARTICLE.	DÉPENSES TOTALES.
Travaux.				
Déblai à un jet de pelle en terrain ordinaire repris pour être jeté dans la fouille avec pilonage ou régalé aux abords....	m3 30.532 »	» 80	24.425 60	
Béton en mortier de chaux du Theil blutée....	8.039 34	10 »	30.393 40	
Enduit à deux couches, la première en mortier de chaux du Theil blutée de 0 m. 01 c. dépaisseur, la seconde en bitume de 0 m. 02 c. dépaisseur..................................	m2 20 695 54	3 50	72.434 39	
Dalles de recouvrement en pierre de Crillon.	2.495 06	25 »	62.376 50	
Passages de cours d'eau l'un dans l'autre.....................	8 »	1.500 »	12.000 »	
Total des travaux..........................				251.629 89
Indemnités de terrain.				
Acquisition du terrain sur une bande de 2 m. de largeur en moyenne	m2 27.000 »	» 80	21.600 »	
Acquisition de la servitude sous chemin privé................	1.565 »	» 40	626 »	
Total des indemnités de terrains.............				22.226 »
Ensemble..........................				273.855 89
Somme à valoir pour frais de surveillance et imprévu...............				26.144 11
Total général..............................				300.000 »

« Le canal, dont nous venons d'esquisser le projet, pourrait être exécuté en vertu d'un décret d'utilité publique par le syndicat du canal de Vaucluse, qui se rembourserait des dépenses par des contributions frappées sur les usiniers, usagers forcés du canal, parce qu'on leur interdirait de jeter leurs eaux de fabrication dans les eaux courantes, ce qui est dans le pouvoir de l'autorité préfectorale. De la dépense, évaluée ci-dessus à 300,000 fr., il y aurait à retrancher le revenu capitalisé à 5 pour 100, qu'il serait possible de tirer de la vente des eaux de fabrication, avant qu'elles atteignent la roubine des Fontaines, pour en extraire, par le procédé de M. Pernod, les matières rémunératrices, telles que : l'alizarine, l'acide oxalique et les pectates et sulfates de chaux. Nous laissons, à des personnes plus autorisées, le soin d'établir l'évaluation de ce revenu, pour laquelle nous manquons de données certaines. »

En résumé, le projet de M. Hardy consiste en un canal clos et couvert, allant du Thor au Rhône, et recueillant les déjections des fabriques qu'il rencontre sur sa route; ses parois sont constitués: 1° par une couche de béton de chaux blutée du Theil d'une épaisseur variant de 0,12 à 0,20 pour le radier, de 0,20 à 0,44 pour les piédroits; 2° par une couche de mortier de chaux du Theil non lissé de 0,01 d'épaisseur; 3° par une couche de bitume de 0,02 d'épaisseur.

Ce projet souleva plusieurs objections, et fut loin d'être considéré comme la solution nécessaire de la question pendante : c'est alors qu'on me fit l'honneur de me confier le soin de venir résumer le débat devant vous. Je n'ai pu accepter cette mission, que parce que j'ai compté sur votre indulgence : j'essaierai de la remplir de mon mieux, et sans me préoccuper d'autre chose que du droit et du juste.

Les divers problèmes que nous avons à résoudre peuvent se réunir sous quatre chefs principaux :

1° Y-a-t'il danger au point de vue de l'hygiène publique, à laisser s'écouler dans les cours d'eau les déjections des fabriques ?

2° Si le danger existe, quelles en sont les causes, et quelles sont les déjections, qu'il aurait lieu de purifier ?

3° Apprécier les divers moyens proposés, leurs difficultés, leurs avantages, leurs inconvénients ?

4° Peut-on appliquer le procédé, qui paraîtra le meilleur, sans courir le risque de compromettre des industries respectables et qui sont la principale richesse de notre département ?

1° Le mal existe, on ne saurait en douter : la plupart d'entre vous se rappellent la couleur, qu'avaient autrefois les eaux de la Sorgue, au moment où elle arrive près de la ville d'Avignon, de cette Sorgue, que nos pères avaient appelé la *Sorgue Bleue*. Quel nom donneraient-ils maintenant à ces eaux noirâtres, qui entraînent en grand nombre ces flocons sur la nature desquels j'aurai à revenir, et qui, surtout à l'époque des basses eaux, exhalent une odeur infecte due à la décomposition des matières organiques et à la réduction des sulfates en sulfures, ce qui amène un dégagement d'hydrogène sulfuré. On pourra dire sans doute que cet état est regrettable au point de vue du plaisir des yeux, qu'il est désagréable pour l'odorat, mais qu'il n'a pas encore produit des résultats fâcheux, à la connaissance de M. Chancel, sur la santé publique. Tel n'est pas mon avis et je ne suis pas de ceux qui croient, qu'il ne faut avertir les consuls que quand l'ennemi est à nos portes ! Voilà des eaux jadis pures, qui se troublent maintenant quand on les conserve, et répandent une odeur hépatique, qui contiennent des matières organiques et sont une source de dégagement d'acide sulfhydrique. Et on pourrait penser, qu'il n'en résulte aucun danger pour ceux qui respirent un air chargé de ce gaz, en proportion infinitésimale, je le veux bien. Mais le plus grand danger n'est pas là, il est dans ces décompositions organiques lentes, qui servent à la fois de berceau et de sépulture à d'innombrables générations de plantes et d'animalcules. Que deviennent ces organismes microscopiques? Ils sont entraînés en partie dans l'atmosphère et mis en présence de l'organisme humain, ils agissent sur lui comme un ferment ou un poison. C'était là ce qu'on désignait sous le nom de miasmes ; mais vous connaissez tous les magnifiques travaux de Pasteur, qui a recueilli le miasme paludéen et l'a analysé sous l'objectif de son microscope.

Le lit de la Sorgue est-il autre chose qu'une sorte de marais, alors que ses eaux sont devenues plus rares par suite de la saison qui diminue le débit de la source et des arrosages, qui les utilisent presque totalement pendant deux fois 36 heures par semaine. Trois circonstances augmentent alors les dangers d'infection : la première, c'est que la quantité relative des matières organiques contenues dans les eaux s'est considérablement accrue ; la seconde consiste dans les changements de niveau de l'eau, forcément produits par les arrosages, qui en font un marais à niveau variable, la classe de marais la plus dangereuse ; il est facile, en effet, de comprendre que, là où vous avez des surfaces alternativement recouvertes par l'eau, qui y laisse déposer une partie des corps putrescibles qu'elle contient, et exposées ensuite à l'air, qui vient lui fournir l'oxygène nécessaire, les phénomènes de décomposition organique doivent marcher avec une singulière activité. Enfin n'oublions pas que ces diverses circonstances se présentent en été, alors qu'une chaleur intense va favoriser ces phénomènes de décomposition, accélérer l'évaporation des eaux et le dessèchement des détritus organiques; ces deux derniers faits facilitent la dissémination dans l'atmosphère de ces organismes microscopiques, produits de la fermentation putridre, qui sont entraînés, soit mélangés à la vapeur d'eau, soit sous forme de poussière. Mis en présence de l'homme, que vont-ils produire? Qu'ont-ils produit? Peuvent-ils être innocents? Pour ma part, je ne le crois pas; et à ceux. qui me diraient que le miasme né dans les eaux de la Sorgue n'a pas encore fait ses preuves, je répondrai que, dans ce cas, je comprends un doute et non une affirmation. La Médecine, avouons-le avec courage, ne fait encore que ses premiers pas dans ces régions inexplorées et qui promettent d'être fécondes. Que de choses, elle a à apprendre sur les causes physiques des maladies! On en faisait si peu de cas, alors qu'on se repaissait de mots, et qu'on laissait une si large part au dogmatisme, à la tradition, à la croyance au merveilleux. Aussi, et sans vouloir poser une affirmation trop absolue, me fondant sur l'identité du mode de production de la cause, pour conclure à l'analogie des effets, vous demanderai-je s'il est illogique de penser, que ce miasme est une des causes de la fréquence des états intermittents qui joue un rôle si important dans la Nosologie Avignonaise, et s'il peut-être considéré comme étranger à la productiou de ces fièvres typhoïdes, qui frappent si souvent parmi nous.

Ces eaux sont devenues impropres aux usages domestiques: cela n'a qu'une importance secondaire pour Avignon, mais il en est pas de même pour les habitants de certaines communes riveraines de la Sorgue, telles que Vedènes, Entraygues et Saint-Saturnin, qui vont puiser dans cette rivière une partie des eaux nécessaires à leur consommation et à celles de leurs bestiaux.

Pour M, Chancel et pour un certain nombre d'entre nous, les matières organiques qu'entraînent les eaux de la Sorgue, augmentent ses vertus fertilisantes et les rendent plus précieuses pour les arrosages; je me suis pourtant laissé dire, et je crois devoir vous faire connaître le fait, que les fourrages arrosés au moyen de ces eaux, contractent une odeur marécageuse, qui en éloigne les animaux.

Il y a aussi la question du poisson, qui, pour être traitée avec dédain par quelques-uns, ne doit pourtant pas être passée sous silence. Le poisson est une des grandes sources de l'alimentation publique: les eaux de la Sorgue en fournissaient autrefois en grande abondance, et les palais délicats savaient les apprécier. Le poisson a diminué et diminue dans cette rivière dans des proportions énormes. Je sais bien que les causes en sont complexes; mais je pense et j'espère que vous partagerez cette opinion, que les déjections des fabriques, en viciant les eaux, n'y sont point étrangères.

Reste la question industrielle; ces eaux sont devenues impropres à certaines industries, qui étaient jadis florissantes et dont certaines ont dû émigrer. La garancine doit-elle régner en souveraine et maîtresse absolue! Faut-il lui sacrifier tout ce qui n'est pas elle! Je ne le pense pas, et j'ajouterai que son intérêt bien entendu doit être de voir cesser un mal qui va toujours croissant, en même temps que la fabrication augmente, et qui deviendra dangereux pour elle-même. J'ai été vivement frappé, et vous le serez sans doute comme moi, par le fait suivant: en visitant ces jours derniers une de nos usines à garancine les plus considérables, j'ai aperçu d'immenses bassins construits tout récemment; et, comme je demandais au propriétaire l'usage auquel il les destinait, il m'a répondu qu'ils étaient destinés à épurer les eaux, qui lui arrivent impures par le fait des usines placées en amont: ces eaux encrassent les chaudières et nécessitent des nettoyages beaucoup trop fréquents; en outre, elles deviennent impropres aux lavages. Voilà donc un usinier obligé, par le fait de ses collègues placés au-dessus de lui, à épurer les eaux à leur entrée dans sa fabrique, afin de pouvoir s'en servir! Ne voudrait-il pas mieux que cette opération se fît dans chaque usine avant leur sortie! Cela ne serait-il pas plus facile! Cela ne serait-il pas plus juste, que chacun dût réparer le mal qu'il fait!

Ainsi donc, et en nous résumant: d'abord danger pour la santé publique; en outre, altération de ces eaux, qui sont devenues impropres aux usages domestiques, et à nombre d'industries; enfin danger pour la fabrication de la garancine elle-même : il n'est point en effet interdit de prévoir que, par suite de la viciation toujours croissante des eaux, elles deviendront impropres, dans les usines placées en aval, aux manipulations qu'exige le traitement de la garance.

Tout nous porte donc à conclure, qu'il y a là un mal à étudier et à combattre, et que le Conseil d'hygiène doit prendre en sérieuse considération les plaintes des populations, des Conseils municipaux et du Conseil général, qui ne fait en ceci que suivre les traces de celui qui l'a précédé.

2° *Quelle est la cause du mal ?*

Je crois que le rôle des fabriques de garancine ne saurait être douteux. Tout le prouve : l'altération des eaux de la Sorgue n'existait pas avant leur établissement ; elle a augmenté d'une façon parallèle en même temps que le nombre de ces usines, et que la quantité de produit fabriqué. Chacun de vous a pu constater par ses propres yeux, le changement d'aspect des eaux de la rivière, dès qu'elles ont reçu les déjections d'une fabrique de garancine : leur couleur change, elles se recouvrent d'écume, et bientôt apparaissent les flocons caractéristiques.

Voilà les faits : je demande à vous en donner, chiffres en main, l'explication. Pour cela, il nous faudra suivre la poudre de garance à travers les diverses opérations, par lesquelles elle passe pour être transformée en garancine, constater ce qu'elle perd en poids, ce qui est utilisé, et enfin ce qui est rejeté à la rivière.

On traite, tout d'abord, la poudre de garance par une quantité d'eau, qui varie entre six et dix fois son poids. afin de dissoudre les matières gommeuses et sucrées. Dans cette opération, la poudre perd 40 °/° de son poids ; mais il faut tenir compte de l'alcool, qui est retiré de ces matières solubles, et dont la quantité varie entre 7 et 10 °/°, ce qui représente le double en sucre. Mettons, pour calculer largement, que ces matières sucrées représentent 20 °/° du poids de la poudre employée, il restera 20 °/° de matières qui n'ont point été transformées en alcool, et qui, par conséquent, sont entraînées dans les liquides qui s'écoulent des appareils de distillation ; ce sont ces liquides qui constituent les *vinasses.*

La poudre, ainsi débarrassée des principes solubles dans l'eau, est traitée par un acide, à la température de l'ébullition : puis on procède à des lavages à grande eau, qui entraînent l'acide et les matières qu'il a rendues solubles. Quelle peut-être la quantité de celles-ci ?

100 parties de poudre de garance rendent en moyenne 35 parties de garancine, il y a donc, dans cette seconde manipulation, 25 parties qui sont éliminées et écoulées avec les acides à la rivière.

En résumé, 100 parties de poudre de garance donnent :

1re opération { 20 — de matières sucrées qui sont transformées en alcool.
20 — de vinasses.

2me opération { 35 — de garancine.
25 — de matières solubles.

Il y a donc, sur 100 parties de garance traitées, 45 parties, à peu près la moitié, qu'on n'a pas encore trouvé le moyen d'utiliser et qui s'en vont parmi les déjections. On n'a qu'à savoir qu'il est plus d'une usine qui traite chaque jour plus de 10,000 kilogr. de poudre de garance, et on peut voir par là, quelle énorme quantité de matières organiques reçoit la Sorgue du fait des usines à garancine.

Comment se comportent ces matières organiques, une fois mêlées aux eaux de la rivière ? Ici il faut distinguer : 1° les vinasses ; 2° les eaux de lavage acides.

Les vinasses, qu'on avait peut-être trop négligées dans les premiers rapports, sont, à mon sens, la principale cause d'infection des eaux ; et cela ne me paraît pouvoir point être contesté, si l'on veut se reporter aux chiffres indiqués plus haut ; elles entraînent plus de la moitié des corps qui sont dissous daas les premiers lavages : ce sont ceux qui n'ont pas été transformés en alcool, et ils représentent plus de 20 o/o du poids de la poudre soumise à cette opération. Ces corps sont de nature organique ; ce sont des gommes, des mucilages et aussi quelques matières azotées, tous corps faciles à se décomposer.

A leur sortie des cucurbites, ces vinasses ont une couleur noirâtre, qui rappelle exactement celle d'un café très chargé ; leur odeur est celle d'une dissolution sucrée, se rapprochant de celle de la mélasse ; comme elles sont, au moment de leur expulsion, à la température de l'ébullition, elles émettent des vapeurs abondantes. Si on les recueille dans un bassin, elles subissent très rapidement la fermentation putride ; si on les laisse s'écouler sur le sol, les eaux s'y infiltrent, laissant à sa surface une boue poisseuse, de couleur noirâtre, qui se décompose avec une grande rapidité. Conduites à la rivière, elles ne se mêlent que peu à peu avec ses eaux, qu'elles colorent plus ou moins suivant leur abondance relative. Là, les principes organiques, qu'elles contiennent en si grande abondance, subissent une décomposition qui ne peut marcher aussi vite qu'à l'air libre, à cause de la petite quantité d'oxigène qui est en dissolution dans l'eau ; en outre, ils réagissent sur les sulfates et amènent un dégagement d'hydrogène sulfuré.

Quant aux eaux de lavage acide, la façon dont elles infectent le cours d'eau a été trop bien exposée par M. Pernod, pour que je m'y étende longuement. Ces eaux dissolvent certains principes, qui ne sont solubles dans elles que précisément parce qu'elles sont acides. Elles sont conduites à la rivière, l'acide est rapidement neutralisé, soit par les sels calcaires que contient celle-ci, soit par les rives ; elles deviennent neutres, et alors apparaissent ces flocons, d'autant plus nombreux que les acides sont neutralisés plus complètement. La rivière les roule dans ses eaux, où ils sont en suspension ; ils s'arrêtent partout où ils trouvent un obstacle, aux branches qui plongent dans les eaux, aux barrages, aux herbes de la rive et constituent ce chevelu, qui devient surtout dangereux quand, exposé à l'air par suite des changements de niveau de l'eau, il se décompose et subit la fermentation putride. De quelle nature sont ces flocons ? Ce sont des mucilages, pectates, métapectates, et tous les dérivés de cette famille si nombreuse.

Les déjections des fabriques de garancine infectent donc les cours d'eau et par leurs vinasses et par leurs eaux acides; la cause de l'infection est toujours la fermentation putride ; mais celle-ci est primitive dans le premier cas et secondaire dans le second ; la manière de les traiter doit varier, c'est ce que nous étudierons plus loin.

Je ne crois pas qu'il soit possible d'innocenter les papeteries : elles rejettent à la rivière des lessives alcalines tenant en dissolution des matières organiques provenant du lessivage des chiffons. Mais quelle est la proportion de celles-ci, relativement aux quantités énormes qui sortent des fabriques de garancine? C'est là une question qui mérite une étude sérieuse et approfondie, et qui devra faire l'objet d'un nouveau travail.

3° *Quels sont les moyens à employer?*

Nous étudierons d'abord les moyens à prescrire pour l'épuration des vinasses. Le système que j'aurai l'honneur de vous proposer est celui qui fonctionne depuis longtemps déjà dans une usine à garancine des plus considérables: et, je dois le dire, à l'entière satisfaction de celui qui l'emploie. Les vinasses sont reçues dans de grands bassins creusés dans le sol, où elles sont mélangées à des cendres, des poussières, des balayures; elles y subissent la fermentation putride et constituent un excellent engrais. L'infiltration des eaux dans le sol est assez peu sensible, pour qu'un fossé, qui se trouve en contre-bas et à quelques mètres des bassins, n'ait jamais ses eaux altérées.

L'avantage considérable de cette manière de traiter les vinasses est d'utiliser la masse énorme de matières organiques qui, pour quelques usines peut aller jusqu'à 2,000 kilog. par jour, matières qui vont se perdre inutilement à la rivière, où elles sont une cause d'infection, et qui pourraient rendre de si grands services à notre agriculture.

On me dira sans doute que je ne tiens pas compte des masses considérables de liquide qui devront être ainsi transformées, et qui pourraient aller dans certaines usines jusqu'à 400 hectolitres par jour. Je répondrais à cela, d'abord que la quantité d'eau employée au lavage de la poudre de garance doit être considérablement diminuée par suite des diverses opérations qu'elle subit avant d'être écoulée à l'état de vinasse, ensuite que le moyen est employé depuis plusieurs années, sans qu'on ait été embarrassé par la grande quantité de liquide, qu'on n'a qu'à se servir de bassins ayant une grande étendue et une petite profondeur, pour que la surface d'absorption ait une grande étendue, enfin qu'il y aurait avantage à écouler le trop plein des eaux, — au cas où il y en aurait, — dans des terres labourables, où elles agiraient comme agent fertilisant.

Les divers moyens proposés pour remédier aux inconvénients occasionnés par l'écoulement des eaux de lavage des garancines dans la Sorgue peuvent se réduire à trois, car je ne parlerai que pour mémoire des Puits absorbants, qui ne peuvent être appliqués dans ce cas, vu les inconvénients graves qui pourraient en résulter, à cause de l'acidité de ces eaux et des communications ignorées avec des nappes souterraines qui fournissent l'eau potable à des contrées plus ou moins éloignées.

Le premier moyen, qui a été proposé par un des membres de la Commission, consisterait à ne plus faire écouler les eaux de lavage dans la Sorgue, mais bien dans les autres cours d'eau, voisins des diverses usines, tels que canaux d'irrigation, roubines d'écoulement, etc. Ce moyen n'a, vous l'avouerai-je, rencontré que peu de sympathie parmi nous : le mal serait déplacé, voilà tout, et avec désavantage souvent, car ces cours d'eau, qui recevraient ainsi les déjections des fabriques, n'ont souvent qu'un débit très faible, par conséquent les phénomènes de décomposition putride s'y développeraient avec d'autant plus de rapidité. Aussi, j'entends déjà le concert de réclamations qui s'élèverait contre ceux qui conseilleraient un pareil moyen et je crois qu'il est sage d'en chercher un meilleur.

Sera-ce le canal, dont M. l'Ingénieur en chef a étudié le projet? Je ne vous cacherai point que j'ai été fort sympathique à ce moyen, qui me séduisait par son allure toute chirurgicale : ne pouvant vaincre le mal, il le supprime. Mais j'ai dû en arriver à partager les convictions de certains membres de la Commission, et je vous demande la permission de vous présenter brièvement les diverses objections que peut soulever ce projet.

1° Ce moyen n'est point aussi radical qu'il le paraît : il ne s'applique qu'aux usines placées sur la branche du Thor et sur celle d'Avignon. Mais les autres, celles placées en amont, ou sur d'autres cours d'eau, M. Hardy est obligé d'avoir recours pour elles au traitement chimique sur place. (Voir le rapport, p. 14.)

2° En recevant, dans le canal d'écoulement, les déjections des papeteries qui sont alcalines, M. Hardy manque le but qu'il s'était proposé ; les eaux acides de lavage des garancines seront neutralisées, il en résultera que les flocons se formeront sur certains points, viendront se déposer sur les parois du canal et diminuer son calibre : d'où, nécessité de curages fréquents et très-coûteux.

3° Si les eaux restent acides, il est certain que de tous les corps celui qui leur résistera le mieux, c'est le bitume; mais de quelle durée sera cette résistance ? Nos collègues de la Commission qui ont l'habitude dans leurs usines de voir l'action lente, irrésistible de ces eaux, ne pensent pas qu'on puisse espérer passer deux années sans accidents. Tous sont aussi unanimes à penser, que la couche de béton est beaucoup trop mince, et que dans des terres aussi meubles que les nôtres, il y aura très fréquemment des fissures, par lesquelles des eaux acides s'infiltreront dans les terres environnantes, empoisonneront les puits et tueront les végétaux ; d'où des réclamations interminables, sans compter les procès.

4° Le projet de M. Hardy calcule tout, prévoit tout, le débit actuel, le débit à atteindre, qui est le précédent augmenté du 1/3, le débit possible, la vitesse pour ce débit : seulement, je me demande ce que je ferai, moi. usinier, si je suis obligé de jeter mes eaux dans ce Canal à débit limité, et si par suite d'une augmentation de ma fabrication ou d'une modification dans mes procédés, l'abondance des eaux que je rejette, dépasse et au-delà le débit du canal. Je me demande aussi ce qu'il me faudra faire, si je veux installer une nouvelle usine sur le parcours de la Sorgue soumis à cette lourde servitude.

5° En me basant sur les chiffres de M. Hardy, l'obligation de verser les eaux des usines dans le canal collecteur ferait perdre à la Sorgues 71 litres 35 par seconde, ce qui donne 6,164,640 litres en 24 heures.

En calculant sur le débit normal de la branche d'Avignon qui est de 4 mètres cubes par seconde, la perte ne serait que la 57e partie du volume total ; mais ce n'est point ainsi, ce me semble, qu'il faut raisonner. En été, lors des basses eaux, le débit peut tomber à 1m 65 comme en 1849 ; la quantité que vous enlèveriez alors serait la 23e partie du cube total. Et ne doit-on pas tenir compte, en outre, de ce que, par le fait des arrosages, pendant 72 heures chaque semaine, la quantité d'eau que débite la Sorgue est réduite presque à rien : son lit est à peu près sec et transformé alors en un véritable marais, où les matières organiques se décomposent, d'autant plus facilement, qu'elles sont alternativement recouvertes par les eaux, puis exposées à l'air.

6° Enfin ne devons-nous pas nous arrêter aux nombreuses difficultés financières, qui doivent résulter de l'exécution de ce projet.

M. Hardy chiffre à 300,000 fr. le coût de son canal : mais il ne tient nul compte des travaux que chaque usinier aura à exécuter, pour venir s'aboucher dans cet égoût collecteur ; plusieurs auront à traverser la Sorgue : si je me reporte au plan d'ensemble, ce seront les usiniers du Moulin-Rouge, de la Galère, du Moulin-Neuf, de la Sacristie, du Moulin de Védènes, de Beauport et de Réal-Panier. Voilà qui augmentera singulièrement les dépenses, sans parler des difficultés de l'exécution.

Maintenant qui soldera la carte à payer? Ce doivent être les usiniers. Mais dans quelles proportions ? Pour être juste, il faudra les taxer, suivant la quantité d'eau qu'ils déversent dans le Canal et suivant la distance qui sépare leur usine de la terminaison de celui-ci. Que de discussions, que de difficultés interminables ! Quelle source inépuisables de procès ! Ce serait à faire hésiter, si tant d'autres raisons ne se joignaient à celle-là.

Il me reste, Messieurs, à vous parler du procédé qui avait été adopté par votre première Commission, et aussi par les industriels qui lui avait été associés. On doit s'étonner de voir la résistance longue, patiente, opposée à ce moyen. La cause de ceci a été, à mon sens, un malentendu, et je vais chercher à l'expliquer avec d'autant plus de liberté d'esprit, que je m'en suis expliqué avec M. Pernod, et qu'en tout ceci il ne pense pas autrement que moi-même. A la suite de ses recherches sur l'épuration des eaux acides de lavage de la garancine, et de l'application à cette épuration de la chaux, ainsi que cela se faisait déjà pour diverses industries dans les départements du Nord et du Pas-de-Calais, en Angleterre, en Allemagne et en Belgique, M. Pernod prit un brevet d'invention. Ce brevet pouvait-il porter sur l'opération de l'épuration des eaux par la chaux? Ceux qui l'ont cru se sont trompés, et M. Pernod ne l'a jamais pensé. Il s'est occupé de cette question comme membre et rapporteur d'une Commission du Conseil d'hygiène ; c'est en cette qualité qu'il a reconnu la cause du mal, qu'il en a cherché le remède ; son travail n'est qu'une œuvre collective ; et, quoiqu'il ne vienne à la pensée d'aucun de nous de revendiquer une partie de cette paternité, le procédé, tout en étant bien le procédé Pernod, n'en appartient pas moins au Conseil d'hygiène. Reste l'utilisation des résidus, qui demeurent dans les bassins d'épuration après décantation : M. Pernod a trouvé un moyen spécial pour en retirer la matière colorante : c'est cela qui fait l'objet de son brevet ; mais le champ reste libre aux chercheurs, et ce ne sera sans doute là qu'une des nombreuses manières qu'on aura d'utiliser ces résidus.

En quoi consiste le procédé de M. Pernod ? Vous le savez déjà, mais je vous demande à y revenir brièvement. Les eaux acides arrivent dans des bassins, dont la profondeur doit être peu considérable, 1 mètre à 1 mètre 20, afin que la précipitation puisse se faire sur une surface très-étendue, qui la rend plus rapide et plus complète ; là elles se trouvent mises en présence de la chaux à l'état pulvérulent, et brassées avec elle. La chaux agit de deux façons : chimiquement, en neutralisant l'acide contenu dans les eaux et en déterminant la formation des flocons ; physiquement, en entraînant avec elle, lorsqu'elle gagne le fond, tous les corps qui sont en suspension dans les eaux ; c'est là comme une sorte de filtrage par la précipitation.

Quels sont les inconvénients de ce procédé ?

Le premier, c'est de ne pas arriver à une épuration complète : il précipite les matières en suspension, mais il n'a aucune action sur celles qui restent solubles après la neutralisation des eaux.

Le second, c'est de déterminer l'accumulation, dans les usines, de quantités considérables de matières organiques prêtes à entrer en décomposition : cet inconvénient, qui a été signalé par MM. les usiniers dans leur pétition, me touche peu, et je suis étonné qu'ils se refusent à garder chez eux ce qu'ils laissent aller se disséminer ailleurs, et j'estime, en outre, qu'on trouvera bien vite le moyen d'utiliser ces résidus, alors qu'on ne pourra les écouler à la rivière.

C'est cette dernière considération, qui me porte à croire que les frais nécessités par l'emploi du système d'épuration par la chaux, ne doivent pas nous porter à le proscrire. Du reste, ces frais ne sont pas aussi considérables que l'on pourrait se l'imaginer : ils ne s'élèvent pas au-dessus de 15 fr. par 1,000 kilogrammes de poudre de garance soumis au traitement nécessaire pour être transformés en garancine. Il y a, en outre, les frais d'établissement des bassins qui ne sont pas bien élevés.

Quels sont les avantages du procédé ?

Il amène la disparition des flocons, permet de recueillir des produits, qui sans cela seraient perdus soit pour l'industrie, soit pour l'agriculture, enfin il neutralise les résidus acides, clarifie et épure les eaux, sinon complètement, du moins partiellement. Quel est le degré de cette épuration ? Les analyses qui ont été faites par M. Pellerin, professeur au lycée et notre nouveau collègue, et qui se trouvent dans le rapport annexé au dossier fournissent les résultats suivants :

Eau de lavage recueillie, moitié au commencement, moitié à la fin de l'opération ; elle contient 6 g. 45 m. de matières organiques par litre.

Eau de lavage recueillie par nous à sa sortie des bassins, où elle avait été traitée par la chaux, dans l'usine de M. Pernod ; elle contient par litre 1,42 de matières organiques.

Il existe entre les deux, une différence de 5 g. 03 m. qui nous permet de conclure que, par le traitement par la chaux, l'épuration s'élève au 4/5 des matières organiques.

C'est là, vous le voyez, un résultat considérable, qui doit être pris en sérieuse considération. Aussi le mettant en balance des faiblés inconvénients que présente le procédé, je vous proposerai d'adopter les mêmes conclusions qui ont été adoptées le 22 février 1869.

Je crois seulement qu'il paraît utile d'obliger les usiniers à adopter les dispositions suivantes, qui sont employées dans quelques industries, qui me paraissent plus propres à remplir le but auquel nous tendons que celles proposées d'abord, et dont je prends la description dans le traité d'assainissement industriel par M. de Freycinet, à la page 376.

« Les liquides sortant des ateliers traversent un petit bassin ou » un simple tonneau découvert ; ils y rencontrent un jet de lait de » chaux qu'on fait tomber en proportion plus ou moins grande » selon le volume des résidus, dont l'affluence varie nécessairement » d'un moment à l'autre. Le jet s'échappe d'un petit conduit en bois, » et l'on en gradue le débit en soulevant plus ou moins la palette pla- » cée à l'orifice. Dans ce même tonnelet un agitateur en bois, à axe » vertical, mû à la main ou par une courroie, opère le mélange du » lait de chaux et des résidus. Un bassin plus spacieux, en argile » battue ou en maçonnerie, reçoit les liquides mélangés ; les » ouvriers les brassent avec des ringards ou des rateaux, et l'on » arrête l'introduction à un certain niveau pour diriger le courant » vers un bassin conjugué. Après un léger repos, on ouvre une » vanne à une certaine hauteur au-dessus du fond, et l'on écoule

» les liquides encore troubles. Un dernier bassin, plus grand que
» le précédent, les reçoit ; ils y reposent le temps nécessaire pour se
» clarifier, et sont ensuite évacués aux cours d'eau. On a soin
» d'ailleurs de vérifier fréquemment, au moyen du papier du tour-
» nesol, à la sortie du tonneau mélangeur et à la sortie du dernier
» bassin, que le lait de chaux a été ajouté en quantité suffisante et
» que le liquide s'écoule neutre ou légèrement alcalin. En résumé
» cinq bassins, dont un pour le mélange, deux conjugués, servant à
» tour de rôle, pour le brassage, et deux également conjugués, pour la
» décantation, composent toute cette installation, qui dans la plupart
» des cas satisfait pleinement aux exigences de l'assainissement. »

Il nous reste Messieurs, à nous demander, s'il nous est possible de prescrire aux usiniers d'utiliser leurs vinasses chez eux et de ne point laisser aller leurs eaux acides, sans les avoir neutralisées et épurées partiellement par la chaux, et si nous n'arriverons pas ainsi à compromettre une industrie, qui est une des plus grandes sources de richesses de notre pays, et au point de vue commercial, et au point de vue agricole. L'industrie de fabrication de la garancine se trouve en ce moment sérieusement menacée de deux côtés, d'abord par l'installation de nouvelles usines à Naples, en Angleterre et en Hollande, ensuite par l'apparition sur les marchés de ces nouveaux produits que l'on retire de la houille. Est-ce à un pareil moment qu'il convient de l'enchaîner et d'augmenter ses charges ? Ah ! certes! nul plus que moi ne respecte l'industrie, et ne serait disposé à éloigner des conclusions restrictives, s'il m'était démontré qu'elles pourront avoir pour résultat de compromettre des intérêts sacrés. Mais ma conviction n'est pas telle, et j'estime au contraire, que du jour où ils seront obligés de recueillir et de conserver dans leurs usines ces matières qui sont aujourd'hui perdues, Messieurs les industriels se mettront au travail et auront bientôt trouvé des moyens d'utiliser ces résidus et de les convertir en produits rémunérateurs. C'est là le nœud de la question, et je suis bien convaincu que la solution n'aurait pas tardé aussi longtemps, si on avait pu donner aux intéressés la preuve industrielle de ce que j'avance.

On nous objectera peut-être aussi, que nous aurions tort de vouloir enchaîner la liberté des industriels, et que nous devrions adopter le laisser-faire comme nos voisins d'Outre-Manche. Je répondrai à cela, qu'à mon sens la première condition de la liberté est de respecter celle des autres, et que l'on connaît très mal ce qui se passe en Angleterre. Voici ce que vous pouvez lire à la page 462 du traité d'assainissement industriel, par M. de Freycinet. « La législa- » tion Anglaise, en ce qui concerne la salubrité industrielle est » très-complexe, et il est tout à fait impossible de l'analyser. On » peut seulement remarquer que la réglementation et la surveillance » se renforcent sensiblement avec le temps, et qu'après être partis » de l'impunité presque absolue, les Anglais en sont peu à peu » arrivés à une répression plus rigoureuse, sur certains points, que » la nôtre. Elle en diffère toutefois par ce côté essentiel, c'est qu'au » lieu d'être préventive ou de fixer à l'avance des conditions » techniques propres à prévenir le mal, elle en laisse ordinaire- » ment la pleine responsabilité au fabricant et se borne à interdire » la production du dommage. »

Sur la Sorgue, on a trop longtemps pratiqué cette théorie du laisser faire, il est temps d'arrêter le mal.

Et je me sens d'autant plus disposé à vous proposer d'adopter les conclusions de vôtre premier rapporteur, que je me rappelle cette délibération de vôtre première Commission, assistée de cinq de nos principaux industriels, qui déclare :

1° Que le procédé proposé lui paraît efficace ;

2° Qu'il est très praticable ;

3° Que la dépense qu'il occasionnerait, ne serait pas telle, qu'elle dût faire renoncer l'autorité à prescrire l'épuration des eaux de lavage.

En me fondant sur les considérations ci-dessus énoncées, j'ai l'honneur de vous proposer l'adoption des conclusions suivantes :

1° Les eaux de la Sorgue sont devenues un danger pour la santé publique : elles sont impropres aux usages domestiques et à certains usages industriels ;

2° Ne considérant que les usines à garancine, nous estimons qu'elles sont la cause de la viciation de ces eaux en y déchargeant soit leurs vinasses, soit leurs eaux de lavage acides ;

3° Il y a lieu, par conséquent, d'imposer aux usiniers l'obligation de ne pas rejeter leurs vinasses et de les utiliser chez eux, de ne rejeter leurs eaux de lavage acides qu'après les avoir neutralisées par la chaux et épurées par un séjour dans des bassins de décantation ;

4° Ces mesures règlementaires ne nous paraissent pas incompatibles avec la prospérité des usines auxquels elles s'appliquent.

15 août 1872. A. PAMARD.

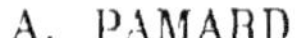

www.ingramcontent.com/pod-product-compliance
Ingram Content Group UK Ltd.
Pitfield, Milton Keynes, MK11 3LW, UK
UKHW012124240726
13965UKWH00005B/1947